BEI GRIN MACHT SICH IHR WISSEN BEZAHLT

- Wir veröffentlichen Ihre Hausarbeit,
  Bachelor- und Masterarbeit

- Ihr eigenes eBook und Buch -
  weltweit in allen wichtigen Shops

- Verdienen Sie an jedem Verkauf

Jetzt bei www.GRIN.com hochladen
und kostenlos publizieren

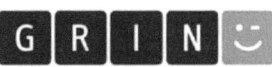

Bibliografische Information der Deutschen Nationalbibliothek:

Die Deutsche Bibliothek verzeichnet diese Publikation in der Deutschen National-bibliografie; detaillierte bibliografische Daten sind im Internet über http://dnb.d-nb.de/ abrufbar.

Impressum:

Copyright © 2018 GRIN Verlag
Druck und Bindung: Books on Demand GmbH, Norderstedt Germany
ISBN: 9783668910485

Dieses Buch bei GRIN:

https://www.grin.com/document/459061

Nils Ehrenborg

Reflexion des Therapeuten bei der McKenzie Methode

Die mechanische Diagnose und Therapie (MDT) an Wirbelsäule und Extremitäten

GRIN Verlag

GRIN - Your knowledge has value

Der GRIN Verlag publiziert seit 1998 wissenschaftliche Arbeiten von Studenten, Hochschullehrern und anderen Akademikern als eBook und gedrucktes Buch. Die Verlagswebsite www.grin.com ist die ideale Plattform zur Veröffentlichung von Hausarbeiten, Abschlussarbeiten, wissenschaftlichen Aufsätzen, Dissertationen und Fachbüchern.

Besuchen Sie uns im Internet:

http://www.grin.com/

http://www.facebook.com/grincom

http://www.twitter.com/grin_com

DIPLOMA HOCHSCHULE
Private Fachhochschule Nordhessen

Studiengang Medizinalfachberufe

Hausarbeit

„Reflexion des Therapeuten bei der McKenzie Methode"

Vorgelegt von:	Nils Ehrenborg
	Studienzentrum Mainz
Bearbeitungszeit:	8 Wochen
Abgabe am:	03.12.2018

Inhalt

Einleitung

In der folgenden Hausarbeit wird die therapeutische Reflexion bearbeitet. In diesem Zusammenhang sollen die Durchführung und Möglichkeiten der Reflexion und Selbstreflexion bei der McKenzie Methode beleuchtet werden. Durch eigene therapeutische Erfahrungen mit der mechanischen Diagnose und Therapie (MDT) nach McKenzie wurde festgestellt, dass im Rahmen der McKenzie Methode der Ablauf von Reflexion gefördert wird. Zu Beginn wird der Begriff Reflexion genauer erklärt und dessen Bedeutung anhand von Lern- und Denkmodellen verdeutlicht. Da die Reflexion als bewusster Prozess im Clinical Reasoning (CR) verstanden wird (Vgl. Hüten-Becker & Dölken, 2005, S. 8), ist es wichtig, zusätzlich auf den Ablauf des CRs in der Therapie einzugehen und zu zeigen, wann und warum die Reflexion stattfindet. Im Anschluss wird ein Einblick in den Ablauf der McKenzie Methode bei der Befundung und der Therapie gegeben. Dies soll anhand eines Lendenwirbelsäulen (LWS) - Befundformulars aus der McKenzie Methode gezeigt werden. Im Fokus steht, wie der Therapeut im Rahmen der Untersuchung agiert, um zu einer schlüssigen therapeutischen Diagnose zu gelangen. Das Ziel der Arbeit ist darzustellen, dass die aus eigener Erfahrung resultierende, Wahrnehmung des positiven Einflusses der McKenzie Methode auf den reflektiven Prozess begründet werden kann. Dies soll durch das Aufzeigen der Herangehensweise der McKenzie Methode und die genauere Erklärung der therapeutischen Reflexion verständlich dargestellt werden. Aus Gründen der leichteren Lesbarkeit wird in der vorliegenden Hausarbeit die gewohnte männliche Sprachform bei personenbezogenen Substantiven und Pronomen verwendet. Dies impliziert jedoch keine Benachteiligung des weiblichen Geschlechts, sondern soll im Sinne der sprachlichen Vereinfachung als geschlechtsneutral zu verstehen sein.

Reflexion des Therapeuten

Zu Beginn ist es wichtig zu klären, was Reflexion oder Selbstreflexion bedeutet und in welchem Zusammenhang der Begriff in der Therapie genutzt wird. Laut Duden beschreibt der Begriff Reflexion eine Vertiefung in einen Gedankengang oder einer Betrachtung (Vgl. Dr. Scholze- Stubenrecht, 2009, S. 888). Für den Therapeuten ist es wichtig, am Patienten richtig zu handeln. Um einen sinnvollen Aufbau der Behandlung zu gewährleisten, wird in der Regel eine ordentliche Befundung durchgeführt, der Patient wird betrachtet. Die Informationen, die gesammelt werden, führen weiterlaufend zu Denkprozessen: Welche Schlussfolgerung ist die richtige? Welche Therapie ist angemessen? Das heißt, dass der Therapeut schon am Anfang der Behandlung in eine reflektive Phase kommt. Nach Emily Pringle ist Reflexion eine grundlegende menschliche Aktivität (Vgl. Pringle, 2015, S. 2). Warum ist es dennoch für viele Therapeuten so schwer, sich selbst und die eigene Arbeit zu reflektieren? John Dewey beschreibt verschiedene Faktoren, die in einem Reflexionsprozess enthalten sind: „(a) einen Zustand der Beunruhigung, des Zögerns, des Zweifelns, und (b) einen Akt des Forschens oder Suchens, um weitere Tatsachen zu entdecken, welche das, was für wahr gehalten wird, bekräftigen oder widerlegen sollen:" (Dewey, 2002, S. 13). Reflexion ist somit nicht nur das Vertiefen einer Betrachtung oder eines Gedankenganges, sondern zusätzlich eine Problemstellung zu erfassen und daraus Erkenntnisse zu gewinnen. Dazu muss der Therapeut lernen, mit sich selbst und seiner Theorie kritisch umzugehen. Ob daraus ein Therapiewechsel oder die Bestätigung der eigenen Sache resultiert, ist zweitrangig. Dewey beschreibt diesen Prozess der Reflexion wie folgt: „Der Wunsch, dem Zustand der Beunruhigung ein Ende zu bereiten, leitet den gesamten Reflexionsprozess." (Dewey, 2002, S. 14). Weiter schreibt Dewey, dass reflektierendes Denken bedeutet, Unsicherheiten zu ertragen und Urteilsbildung der weiteren Forschung wegen aufzuschieben (Vgl. Dewey, 2002, S. 16). Der therapeutische Prozess des CRs wird, ähnlich wie Deweys Aussage über den Reflexionsprozess, als Denk- und Entscheidungsfindungsprozess (Vgl. Hengeveld, 2005, S. 9) beschrieben. Dieser therapeutische Prozess findet vor, während und nach therapeutischen Sitzungen statt und beinhaltet elementar drei Elemente: „- die persönliche und disziplinspezifische Wissensbasis, - Kognition (Denkprozesse, Einsichten), - Metakognition (Reflexion über die eigene Denk- und Enscheidungsprozesse)." (Hengeveld, 2005, S. 9). Für den Therapeuten bedeutet das, sich selbst im Rahmen seiner Therapie und Diagnostik zu hinterfragen. Zentrale Fragestellungen sind dabei ob auf der richtigen Wissensbasis gehandelt wird und ob die Schlussfolgerung auf dieser Wissensbasis zu vertreten ist. Ebenso findet die therapeutische Reflexion während („reflection-in-action") und nach („reflection-on-action") der Therapie statt (Vgl. Schön, 1983, S. 50). Die beiden Reflexionsformen, die Donald Schön beschreibt, unterscheiden sich vorallem auf zeitlicher Ebene. „Reflection-in-action" ist die Fähigkeit während einer Handlung den Handlungsprozess zu verändern und anzupassen. Schön beschreibt die Fähigkeit wie folgt: „It is the entire process of reflection-in-action which is central to the "art" by which practitioners sometimes deal well with situations of uncertainty, instability, uniqueness, and value conflict." (Schön, 1983, S. 50). „Reflection-on-action" ist die Fähigkeit nach einer abschlossenen Handlung über eben diese zu reflektieren um die eigene Handlung zu bewerten. Emily Pringle beschreibt diese zwei Formen nach Schön als Verdeutlichung der Beziehung zwischen Denken und Handeln. Sie schreibt: „Wir reflektieren, um unseren Erfahrungen Sinn zu verleihen." (Pringle, 2015, S. 2). Elly Hengeveld ordnet den beiden Formen von Donald Schön Erfahrungswerte zu und schreibt, dass ein Berufsanfänger vorerst lediglich nach seiner Handlung reflektiert und erst mit steigender Erfahrung während der Handlung reflektieren und diese anpassen kann (Vgl. Hengeveld, 2005, S. 16). Ähnlich wird im Bezug auf Metakognition dem Experten die Fähigkeit zugesprochen, durch Selbstreflexion zu lernen und sich weiter zu entwickeln. Der Unerfahrene hingegen orientiert sich an Strategien und ist auf externe Supervision angewiesen (Vgl. Klemme, Siegmann, Köster, Kruse, & Kunze, 2016, S. 77). Damit fehlende Erfahrung und Unsicherheiten im Alltag für den Berufsanfänger nicht zum Hindernis werden, ist es für diesen von Vorteil, sich an Therapie- und Reflexionsprozesse, sowie an Diagnostikmodelle zu halten bzw. sie zu nutzen. Der Prozess des CR läuft in fünf Schritten ab und setzt das fachspezifische Wissen des Therapeuten voraus: 1) Pre-assessment-Image (Bild des Patienten vor der Durchführung des Assessments), 2) Cue acquisition (Schlüsselwortsuche), 3) Bildung von Hypothesen, 4) Cue interpretation (Interpretation der Schlüsselwörter) und 5) Hypothesis evaluation (Bewertung der Hypothese). Das Ergebniss dieses Prozesses ist die Therapeutische Diagnose. (Vgl. Klemme, 2014, S. 253). Nicht nur der Prozess des CR muss erst gelernt und verinnerlicht werden, bevor der unerfahrene Therapeut sich im Prozess besser zurecht findet. Sonder auch die Fähigkeit sich selbst zu reflektieren. Sich zu reflektieren ist viel mehr „ein lebenslanger Lernprozess und eine Fähigkeit, die entwickelt und gefördert werden muss." (Sonnenmoser, 2017, S. 487).

Therapeutische Reflexion bei der McKenzie Methode

Bevor die therapeutische Reflexion im Rahmen der McKenzie Methode dargestellt wird, ist zu klären was unter der McKenzie Methode verstanden wird und wie Diagnose und Therapie ablaufen.

McKenzie Methode

Die McKenzie Methode beschreibt die Mechanische Diagnose und Therapie (MDT) an Wirbelsäule und Extremitäten und wurde vom neuseeländischen Physiotherapeuten Robin McKenzie 1956 entwickelt (Vgl. McKenzie, 2013, S. 11). Anders als häufig angenommen, geht es nicht nur um spezielle Übungen und Manöver, sondern um die Aufklärung des Patienten. Des Weiteren ist es wichtig, dem Patienten die selbständige Verantwortung für sein Therapiemanagement zu vermitteln (Vgl. McKenzie & Dr May, 2003a, S. V). McKenzie schreibt zu Beginn seines Buches, dass das zentrale Thema der McKenzie Methode, also den Patienten sich um sich selbst kümmern zu lassen, klar wissenschaftlich belegt ist (Vgl. McKenzie & Dr May, 2003a, S. VI). Der Verband Physikalische Therapie (VPT) schreibt in seinem Magazin vom Mai 2017: „McKenzie- Mechanische Diagnose und Therapie (MDT) betont die Eigenaktivität des Patienten, die bereits in den Untersuchungsprozess einbezogen werden. Das zeichnet die Methode aus." (Supp & Genucchi, 2017, S. 15). Der VPT verdeutlicht nochmal die Bedeutung der Aufklärung des Patienten in die Therapie.

Damit der Ablauf des Befundes und die resultierenden Schlussfolgerungen klar werden, ist es wichtig zu wissen, dass in der McKenzie Methode zwischen vier Syndromen differenziert wird. Es gibt das Derangement Syndrom, unterteilt in reduzierbar und nicht reduzierbar, die Dysfunktion, das Haltungssyndrom und andere Ursachen (Vgl. McKenzie & Dr May, 2003a, S. 140-146). Für die jeweiligen Syndrome gibt es während des Befundes Informationen, die es bestärken oder komplett ausschließen können. Ziel ist es, am Ende des Befundes ein Syndrom als vorläufige Diagnose festlegen zu können und ein dazu passendes Management einzuleiten. Am Beispiel des Haltungssyndroms ist ein Ausschluss leicht zu verdeutlichen. McKenzie beschreibt das Haltungssyndrom in seinem Buch wie folgt: „The postural syndrom is characterised by intermittent pain brought on only by prolonged static loading of normal tissues." (McKenzie & Dr May, 2003a, S. 143). Sinngemäß übersetzt tritt das Haltungssyndrom intermittierend bei statischer Belastung auf. Deshalb lässt sich ein in der Anamnese konstant beschriebener Schmerz, nach McKenzies Definition ein Haltungssyndrom ausschließen.

Georg Supp beschreibt die MDT in einem Interview mit dem VPT Magazin auf die Frage „Mechanische Diagnose und Therapie klingt nach einem rein mechanischem Ansatz. Wo bleiben psychosoziale Faktoren?" wie folgt: „"Mechanisch" steht dafür, dass wir bei MDT eine standardisierte Untersuchung mit repetierten Bewegungen und gehaltenen Positionen nutzen, um ein klares klinisches Bild des Patienten zu erhalten." (Supp & Genucchi, 2017, S. 14). Der beschriebene mechanische Ablauf von Diagnose und Therapie wird zur besseren Verständlichkeit anhand des Befundformulars „LWS quer" erklärt (McKenzie Institut Deutschland/ Schweiz/ Österreich, 2017 siehe S.14 Abbildung 1 Befundformular LWS nach McKenzie).

Zu Beginn der Anamnese, im Rahmen der Befundung, werden Eckdaten und erste Informationen vom Patienten selbst und auch der ärztlichen Überweisung aufgenommen (Vgl. McKenzie & Dr May, 2003b, S. 377f.). Diese erste Phase des Befundes wird im CR auch als Datenerfassung bezeichnet. Es geht darum Schlüsselworte oder auch „cues" zu sammeln (Vgl. Hengeveld, 2005, S. 11).

Außerdem wird in der Körperabbildung dargestellt, wo sich die aktuelle Problematik befindet. Danach gilt es im zweiten Teil der Anamnese, relevante Symptome, Dauer der Episode, auslösende Faktoren und vor allem die Lokalisation der Symptome vorher und jetzt zu dokumentieren. Außerdem wird im Besser-/ Schlechter-Teil der Untersuchung beschrieben, inwiefern die Aktivitäten die Symptome beeinflussen (Vgl. McKenzie & Dr May, 2003b, S. 379-388). In dieser Phase des Befundes werden, wie zuvor auch, weitere Informationen zum Patienten gesammelt. Im dritten Teil der Anamnese geht es zum einen um die Schlafsituation des Patienten, was je nach Aussage im vorausgegangenen Teil mehr oder weniger von Bedeutung ist. Zum anderen wird die Vorgeschichte bezüglich der Problematik beleuchtet, um festzustellen, ob die Symptome so oder so ähnlich schon einmal aufgetreten sind. Dabei wird auch beachtet was bis zum heutigen Tag durchgeführt wurde, um die aktuelle Problematik zu beeinflussen (Vgl. McKenzie & Dr May, 2003b, S. 389f.). Der letzte Teil der Anamnese beinhaltet spezielle Fragen zum Ausschluss so genannter „Red Flags" (Vgl. McKenzie & Dr May, 2003b, S. 390ff), sowie Informationen zu Medikamenteneinnahme und bildgebenden Verfahren. Außerdem geht es um die Formulierung der Ziele und Erwartungen des Patienten.

Bei der Klinischen Untersuchung wird zuerst die Haltung des Patienten betrachtet, dann werden neurologischen Strukturen getestet und anschließend die LWS-Beweglichkeit überprüft (Vgl. McKenzie & Dr May, 2003b, S. 397-403).

Im Anschluss werden repetierte Bewegungen durchgeführt. Dabei entscheidet der Therapeut je nach Befundlage, welche Bewegung und in welcher Ausgangsstellung (ASTE) diese durchgeführt werden soll. Bei den repetierten Bewegungen wird der Schmerz vor, während und nach der Durchführung bewertet. Zusätzlich zur Bewertung des Schmerzes wird die zuvor getestete Beweglichkeit (Range of Motion (ROM)) mit der jetzigen verglichen (Vgl. McKenzie & Dr May, 2003b, S. 408ff). Danach können, je nach Bedarf, statische oder andere Tests durchgeführt werden. Am Ende des kompletten Befundes wird eine provisorische Klassifikation des Syndroms und das Management des Patienten festgelegt (Vgl. McKenzie & Dr May, 2003b, S. 422).

Das Management, also die Behandlung und Aufklärung durch den Therapeuten und die Maßnahmen, die der Patient eigenständig durchführt, beruhen auf der logischen Schlussfolgerung aus dem Befund.

Möglichkeiten der therapeutischen Reflexion

Im Abschnitt „Reflexion des Therapeuten" (Beginn S.3) wurde aufgezeigt was Reflexion bedeutet und dass es therapeutische Prozesse gibt, welche die Reflexion unterstützen. Die therapeutische Reflexion eines Unerfahrenen profitiert vor allem von der Struktur, an der er sich orientieren kann. Einem erfahrenen Therapeuten hingegen wird zugeschrieben, den Prozess des CR verinnerlicht zu haben und sich zum einen durch reflektives Arbeiten, aber auch durch Aneignung von neuem Wissen weiterentwickelt zu haben (Vgl. Klemme, 2014, S. 252f.). Trotzdem haben sich beide, der Erfahrene und auch der Unerfahrene, mit dem CR Prozess auseinandergesetzt.

Bei genauerer Betrachtung des Befundablaufes einer McKenzie Therapie sind die fünf Schritte des CR Prozesses zu erkennen. Ob es um die Symptomabfragung zu Beginn oder um den Besser-/ Schlechter-Teil danach geht, es werden, wie im zweiten Schritt des CR Prozesses beschrieben, Schlüsselworte gesucht. Diese Ansammlung von Cues führt im McKenzie Befund zur vorläufigen Klassifizierung eines der vier Syndrome bzw. zum Ausschluss eines der Syndrome. Diese Klassifizierung wird im CR Prozess als Bildung von Hypothesen beschrieben. Es wurde gezeigt, dass der Prozess des CR im Rahmen der McKenzie Befundung stattfindet. Nun kann die Frage gestellt werden, ob dadurch auch die Reflexion eingeleitet und genutzt werden kann. Um diese Frage zu beantworten ist es wichtig zu wissen, dass der Patient unterstützend bei der Reflexion mitwirkt (Vgl. Sonnenmoser, 2017, S. 488). Dadurch, dass er Rückmeldung zu Veränderungen im Verlauf der Therapie gibt oder beim Befund Informationen zu seiner Person/-seinem Problem erläutert, hilft er dem Therapeuten seine Handlung anzupassen und sich im Verlauf auf eine Hypothese festzulegen. Diese Unterstützung durch die Kommunikation mit dem

Patienten ist grundlegend in der McKenzie Befundung. Durch den Austausch mit dem Patienten, vor allem im Besser-/ Schlechter-Teil der Anamnese, kann der Therapeut eine vorläufige Klassifizierung vornehmen, die er später bei der Bewegungsüberprüfung, den repetierten Bewegungen und den statischen Tests belegen, widerlegen oder aber nicht klar zuordnen kann. In allen Fällen führt das Befundschema zur Reflektion des Therapeuten. Wird die eigene Vermutung belegt wird der Therapeut in seinem Handeln bestärkt und nutzt das neue Wissen, um sich in seiner Erfahrung weiter zu entwickeln. Der Lernprozess durch die eigene Erfahrung und Reflektion wird in der Metakognition dem Experten zugeschrieben (Vgl. Klemme, Siegmann, Köster, Kruse, & Kunze, 2016, S. 77). Durch die Orientierung am McKenzie Befund kommt auch der unerfahrene Therapeut in die beschriebene Situation und kann dadurch den Prozess vom Novizen zum Experten (Vgl. Klemme, Siegmann, Köster, Kruse, & Kunze, 2016, S. 76) leichter durchleben. Sollte die vorläufige Klassifizierung widerlegt werden oder nicht klar zugeordnet werden, führt dies zu reflektiven Prozessen auf therapeutischer Seite. Er kommt jetzt an ein Hindernis, das er überwinden muss. Dafür muss er im Fall der McKenzie Behandlung hinterfragen, ob er etwas im Anamnesegespräch übersehen hat, die Klassifizierung zu schnell festgelegt hat oder das Management des Patienten nicht richtig gewählt bzw. voll ausgeschöpft hat. Diese Problemstellung, die der Therapeut bearbeiten muss, ist einer von zwei Faktoren, die Dewey in seinem Reflexionsprozess beschreibt (Vgl. Dewey, 2002, S. 13). Und nicht nur Deweys dargelegte Reflexionstheorie wird im beschriebenen McKenzie Befund genutzt, sondern auch die von Donald Schön festgelegten Begriffe „reflection-in-action" und „reflection-on-action" (Vgl. Schön, 1983, S. 50) finden Platz im Befundschema nach McKenzie. Das Klassifizieren in einzelne Syndrome nach McKenzie führt dazu, dass der Therapeut sich während der Befundung und auch der Behandlung permanent hinterfragt. Er reflektiert die erhaltenen Informationen, um eines der Syndrome festlegen zu können. Die Reflektion in der Handlung selbst („reflection-in-action") ist bei der Befundung nach McKenzie grundlegend und kann durch die klare Strukturvorgabe auch vom unerfahrenen Therapeuten durchgeführt werden. Robin McKenzie selbst beschreibt in seinem Buch die Bedeutung des „Review process" (Vgl. McKenzie & Dr May, 2003b, S. 514f.). Es ist ihm wichtig, nicht nur bei der ersten Sitzung mit dem Patienten zu kommunizieren und mit ihm zusammen zu reflektieren, sondern dies in den folgenden Sitzungen fortzuführen, um gegebenenfalls zu intervenieren.

Fazit

Reflexion in der Physiotherapie ist ein komplexes Unterfangen. Sich mit eigenen Handlungen objektiv und kritisch auseinander zu setzen bedeutet auch eigene Fehler zu erkennen und einzugestehen. In dem vorangegangenen Text wurde verdeutlicht, dass eine reflektorische Haltung mit einem bevorstehenden Problem beginnt. Durch eben dieses Problem kommt der Therapeut in die Situation sein Handeln zu hinterfragen und zu beurteilen. Im besten Fall ist das Resultat eine Problemlösungsstrategie. Wird die Problemsituation umgangen bedeutet das, dass der Therapeut sein Handeln nicht kritisch bewertet und akzeptiert. Um diesen Prozess des Lernens zu unterstützen ist eine Struktur für Diagnose und Therapie sinnvoll. In dieser Arbeit konnte gezeigt werden, dass der Ablauf des Befund- und Therapieschemas nach McKenzie eine mögliche Struktur zur Förderung der reflektiven Eigenschaften ist. Durch den klaren Ablauf des Schemas können einzelne Schritte im Prozess des CR durchlaufen werden. Daraus folgt die Selbstreflexion des Therapeuten. Aber auch die Fähigkeit zu reflektieren muss geübt und geschult werden. Was im Hinblick auf reflektive Eigenschaften im Therapieprozess ebenfalls eine wichtige Rolle spielt, ist die Stellung des Patienten. Gerade im Befund nach McKenzie ist die Kommunikation mit dem Patienten und dessen reflektorische Eigenschaft, z.B. in Bezug auf Schmerzangabe und Angaben zum positiven oder negativen Verlauf, von Bedeutung. Nach Beate Klemme nimmt der Patient eine aktive Rolle in seinem eigenen Genesungsprozess ein und erwartet dementsprechend, an Entscheidungen beteiligt zu werden. Weiter schreibt sie, dass der Behandlungserfolg im hohen Maße davon abhängt, wie der Patient in der Therapie mitwirkt (Vgl. Klemme, Siegmann, Köster, Kruse, & Kunze, 2016, S. 26). Das Mitwirken und Reflektieren des Patienten bedarf demnach eine genauere Betrachtung. Es ist daher sinnvoll, die Reflexion des Patienten und die Kommunikation zwischen Therapeuten und Patienten in einer weiteren Arbeit genauer zu untersuchen.

Literaturverzeichnis

Dewey, J. (2002). *Wie wir denken - Mit einem Nachwort neu herausgegeben von Rebekka Horlacher und Jürgen Oelkers.* (J. Oelkers, R. Horlacher, Hrsg., & A. Burgeni, Übers.) Zürich: Verlag Pestalozzianum.

Dr. Scholze- Stubenrecht, W. (2009). *Duden - Die deutsche Rechtschreibung.* Mannheim: Bibliographisches Institut AG.

Hengeveld, E. (2005). Untersuchen als Prozess, Clinical Reasoning. In A. Hüten- Becker, & M. Dölken (Hrsg.), *Untersuchen in der Physiotherapie* (S. 3-36). Stuttgart: Georg Thieme Verlag KG.

Klemme, B. (2014). Clinical Reasoning. In C. Zalpour (Hrsg.), *Springer Lexikon Physiotherapie* (S. 251-254). Berlin, Heidelberg: Springer Verlag.

Klemme, B., Siegmann, G., Köster, J., Kruse, A., & Kunze, K. (2016). *Clinical Reasoning- Therapeutische Denkprozesse lernen (2. Auflage).* (B. Klemme, & G. Siegmann, Hrsg.) Stuttgart: Georg Thieme Verlag KG.

McKenzie Institut Deutschland/ Schweiz/ Österreich. (27. 10 2017). *LWS quer.* Abgerufen am 29. 10 2018 von http://www.mckenzieinstitute.org/assets/DE-CH-A/Assessment-Forms/McK-LWS-quer-2017-10-27.pdf

McKenzie, R. (2013). *Behandle deinen Rücken selbst.* (J. Rose-Zeuner, & I. Höpner, Übers.) Raumati Beach: Spinal Publications New Zealand Ltd.

McKenzie, R., & Dr May, S. (2003a). *The Lumbar Spine: Mechanical Diagnosis & Therapy* (Bd. I). Raumati Beach: Spinal Publications New Zealand Ltd.

McKenzie, R., & Dr May, S. (2003b). *The Lumbar Spine: Mechanical Diagnosis & Therapy* (Bd. II). Raumati Beach: Spinal Publications New Zealand Ltd.

Pringle, E. (2015). *Der Wert der Reflexion.* Abgerufen am 12. 10 2018 von http://publikation.kulturagenten-programm.de/detailansicht.html?document=262&page=reflexion.html

Schön, D. A. (1983). *The Reflective Practitioner: How Professionals think in Action.* London: Basic Books.

Sonnenmoser, M. (Oktober 2017). Selbstreflexion: Ein Weg zum besseren Therapeuten. *Ärzteblatt*, S. 487-489. Abgerufen am 17. September 2018 von https://www.aerzteblatt.de/archiv/193838/Selbstreflexion-Ein-Weg-zum-besseren-Therapeuten

Supp, G., & Genucchi, R. (Mai 2017). McKenzie- Mechanische Diagnose und Therapie. (VPTMagazin, Interviewer) Abgerufen am 25. November 2018 von https://www.pulz-freiburg.de/fileadmin/media/pdf/publikationen/vpt_magazin_5_2017_McKenzie.pdf

Anhang

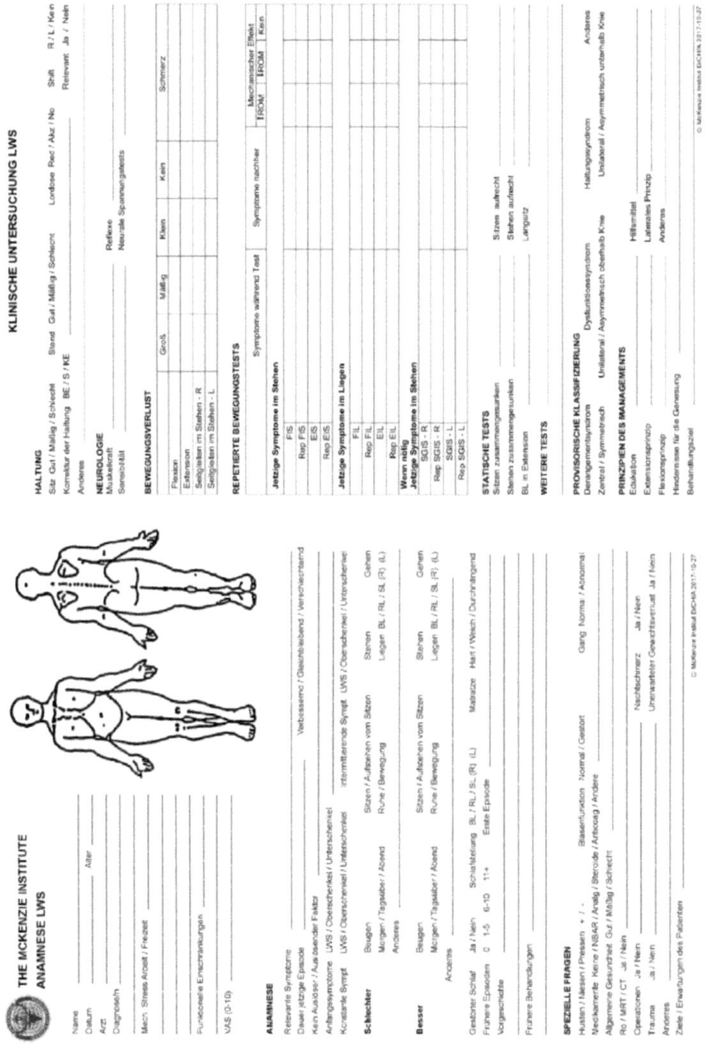

THE MCKENZIE INSTITUTE
ANAMNESE LWS

Name
Datum
Arzt
Diagnose/n
Alter
Mech. Stress Arbeit / Freizeit
Funktionelle Einschränkungen
VAS (0-10)

ANAMNESE
Relevante Symptome
Dauer jetzige Episode
Verbessernd / Gleichbleibend / Verschlechternd
Kein Auslöser / Auslösender Faktor
Anfangssymptome LWS / Oberschenkel / Unterschenkel
Konstante Sympt. LWS / Oberschenkel / Unterschenkel
Intermittierende Sympt. LWS / Oberschenkel / Unterschenkel

Schlechter Beugen / Sitzen / Aufstehen vom Sitzen / Stehen / Gehen
Morgen / Tagsüber / Abend / Ruhe / Bewegung / Liegen BL / RL / SL (R) (L)
Anderes

Besser Beugen / Sitzen / Aufstehen vom Sitzen / Stehen / Gehen
Morgen / Tagsüber / Abend / Ruhe / Bewegung / Liegen BL / RL / SL (R) (L)
Anderes

Gestörter Schlaf Ja / Nein Schlafstellung BL / RL / SL (R) (L) Matratze Hart / Weich / Durchhängend
Frühere Episoden 0 1-5 6-10 11+ Erste Episode
Vorgeschichte
Frühere Behandlungen

SPEZIELLE FRAGEN
Husten / Niesen / Pressen + / - Blasenfunktion Normal / Gestört Gang Normal / Abnormal
Medikamente Keine / NSAR / Analg / Steroide / Antikoag / Andere
Allgemeine Gesundheit Gut / Mäßig / Schlecht
Rö / MRT / CT Ja / Nein
Operationen Ja / Nein Nachtschmerz Ja / Nein
Trauma Ja / Nein Unerwarteter Gewichtsverlust Ja / Nein
Anderes
Ziele / Erwartungen des Patienten

© McKenzie Institut D/CH/A 2017-10-27

KLINISCHE UNTERSUCHUNG LWS

HALTUNG
Sitz Gut / Mäßig / Schlecht Stand Gut / Mäßig / Schlecht Lordose Red / Akz / No Shift R / L / Kein
Korrektur der Haltung BE / S / KE Relevant Ja / Nein
Anderes

NEUROLOGIE
Muskelkraft Reflexe
Sensibilität Neurale Spannungstests

BEWEGUNGSVERLUST

	Groß	Mäßig	Klein	Kein	Schmerz
Flexion					
Extension					
Seitgleiten im Stehen - R					
Seitgleiten im Stehen - L					

REPETIERTE BEWEGUNGSTESTS

	Symptome während Test	Symptome nachher	Mechanischer Effekt ↑ROM	↓ROM	Kein
Jetzige Symptome im Stehen					
FIS					
Rep FIS					
EIS					
Rep EIS					
Jetzige Symptome im Liegen					
FIL					
Rep FIL					
EIL					
Rep EIL					
Wenn nötig Jetzige Symptome im Stehen					
SGIS - R					
Rep SGIS - R					
SGIS - L					
Rep SGIS - L					

STATISCHE TESTS
Sitzen zusammengesunken Sitzen aufrecht
Stehen zusammengesunken Stehen aufrecht
BL in Extension Langsitz

WEITERE TESTS

PROVISORISCHE KLASSIFIZIERUNG
Derangementsyndrom Dysfunktionssyndrom Haltungssyndrom Anderes
Zentral / Symmetrisch Unilateral / Asymmetrisch oberhalb Knie Unilateral / Asymmetrisch unterhalb Knie

PRINZIPIEN DES MANAGEMENTS
Edukation Hilfsmittel
Extensionsprinzip Laterales Prinzip
Flexionsprinzip Anderes
Hindernisse für die Genesung
Behandlungsziel

© McKenzie Institut D/CH/A 2017-10-27

Abbildung 1 Befundformular LWS nach McKenzie

Abbildungsverzeichnis

Abkürzungsverzeichnis

A

ASTE *Ausgangsstellung*

C

CR   *Clinical Reasoning*

Cues *Schlüsselworte*

L

LWS *Lendenwirbelsäule*

M

MDT *Mechanische Diagnose und Therapie*

R

ROM *Range of Motion*

V

VPT *Verband   Physikalische Therapie*

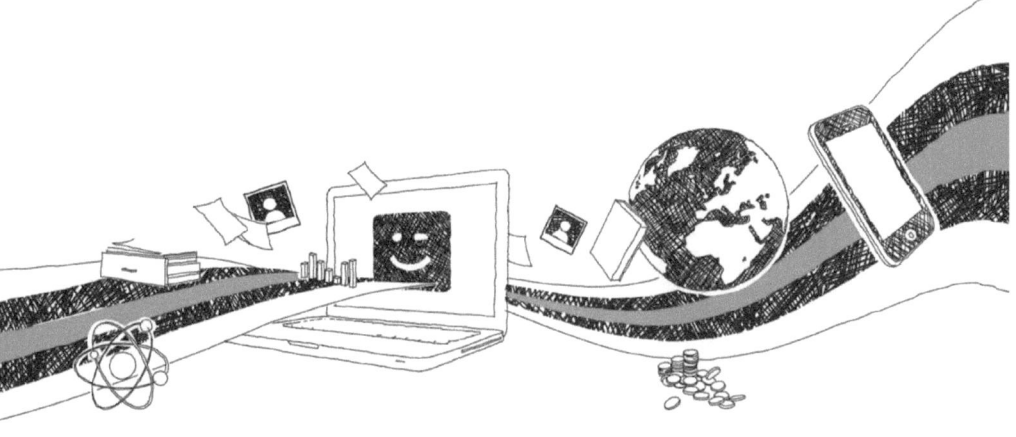
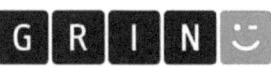